Dʳ Eᴅ. CHRISTEN

L'HYGIÈNE

DANS L'ARMÉE JAPONAISE

EXTRAIT

des Mémoires de la Société des Sciences naturelles
et médicales de Seine-et-Oise

VERSAILLES

IMPRIMERIE J. AUBERT ET Cⁱᵉ, 6, AVENUE DE SCEAUX

1914

L'HYGIÈNE DANS L'ARMÉE JAPONAISE

Par M. le Dʳ CHRISTEN.

La santé du soldat est le critérium de la force d'une armée et un capital que toute puissance militaire a le devoir de garder intact; mais à ne considérer que le point de vue sanitaire, la vie en commun dans l'encombrement de la caserne est loin d'être sans danger. Les maladies s'y propagent plus rapidement que partout ailleurs et les chances de contagion y sont plus multipliées qu'en n'importe quel autre internat, car aucun groupement n'est aussi compact, aussi continuel que celui réalisé par le régiment. Aussi toutes les nations civilisées se sont-elles ingéniées, dans ces vingt-cinq ou trente dernières années surtout, à améliorer dans ce but les conditions matérielles du troupier, de manière à lui donner le plus de bien-être, le plus de confort possibles et compatibles avec les nécessités budgétaires. Ce n'est pas tout cependant : il faut encore inculquer au soldat les notions les plus élémentaires de l'hygiène rationnelle et dire comment, personnellement, il peut influer largement sur le succès ou l'échec des mesures prises, des dépenses faites pour le préserver des maladies évitables. Se conformant à des instructions ministérielles déjà anciennes, puisqu'elles remontent à l'année 1883, nos médecins militaires s'emploient à répandre dans l'armée les premières notions d'hygiène avec un dévouement et une patience dont on ne saurait trop les féliciter. Comme nous le disait très bien M. le Dr Ligouzat, médecin-major de notre Ecole d'artillerie et du génie, dans une très belle conférence qu'il nous faisait à l'Union fédérative des Médecins de Réserve et de Territoriale, ces notions élémentaires d'hygiène se résument en un seul mot, *la propreté*; mais un médecin, qu'il exerce dans un corps de troupe ou dans une de nos écoles militaires, doit, en expliquant ce qu'il faut entendre par ce mot de propreté, tenir compte du degré d'instruction, d'éducation et de mentalité spéciale de l'auditoire auquel il s'adresse. Au lieu d'employer au cours de sa conférence ou de sa causerie des termes scientifiques comme espèces nosologiques, prophylaxie, qui font s'enfuir ses auditeurs en invoquant mille fois et très haut le jour béni de « la classe »; au lieu de vouloir initier Pitou, Lidoire et Dumanet aux préciosités de la bactériologie, il vaut mieux, et permettez-moi de vous citer ici textuellement les paroles du Dr Ligouzat, il vaut mieux, disait-il, se borner à définir avec détail et précision le *mot de propreté*, qui peut être synthétisé « tout ce qu'il est vraiment utile de connaître dans la lutte contre les microbes ». A dire les moyens pratiques de la réaliser au bénéfice de chacun et de tous, que d'utiles services on rendra ! Enoncer, par exemple, tout d'abord qu'il faut nettoyer la peau pour que les furoncles si communs, si désagréables, si douloureux parfois, ne s'épanouissent pas en floraisons successives, n'est-ce pas indiquer ainsi la nécessité des toilettes journalières et des bains-douches périodiques ?

Mais il y a encore dans ce vocable bien d'autres idées sous-entendues, bien d'autres faits à mettre en valeur. On peut, en effet, se salir les bronches en respirant les poussières que soulèvent les balais maniés inconsidérément sur les parquets secs des chambres, car ces particules volantes sont faites de crachats abandonnés, desséchés, dissociés, de débris excrémentitiels rapportés des écuries et... d'ailleurs, aux semelles des chaussures. On peut encore absorber avec l'air les fines gouttelettes que des éternuements violents, des toux trop libres projettent dans l'air. Voilà bien les choses innommables qu'un homme de corvée imprudent, que des soldats insoucieux, impolis, infligent à leurs camarades; voilà bien les débris répugnants qui vont aller pour longtemps se tapir au fond des poumons.

Il est même possible de salir son estomac et son intestin (et ce paradoxe ne manque jamais son effet) avec des eaux de boisson ayant des origines nauséeuses, venues de puits voisinant avec des fosses d'aisances, avec des aliments que des insectes ont souillés. Et le médecin du régiment qui fait une conférence à ses hommes ne doit pas hésiter à multiplier les précisions, parfois même en des termes un peu crus; il insistera, il cherchera à déterminer, à créer chez ses auditeurs des *réflexes de propreté*, comme l'a dit M. le médecin-major Legrand, à réveiller, pourrait-on dire encore, un instinct très développé chez nos frères inférieurs, les animaux. Dans un article paru en 1902, dans la *Revue Scientifique*, M. Coupin faisait remarquer que les animaux emploient toujours les premiers instants de leurs loisirs à se débarrasser comme ils le peuvent de particules diverses dont leur peau s'est chargée. On connaît, à cet égard, la minutie des chats; — l'oiseau aussitôt posé s'occupe à fouiller avec son bec sous ses plumes, à en arracher les débris de poussière. Le même auteur observait que la mouche, la « sale mouche », ne manque pas de s'arrêter fréquemment et de procéder sur elle-même à des net-

*

toyages de détail. Elle frotte l'une contre l'autre ses pattes, qu'elle passe ensuite sur ses ailes ; au contraire, l'homme s'habitue à grand'peine aux ablutions du matin sur les mains et sur le visage ; il accepte que son logement soit mal tenu, et dans la solidarité tout particulièrement étroite de la caserne, les négligences de chacun réalisent l'indéniable pollution du milieu. Voilà ce qu'il ne faut pas cesser de répéter aux soldats, et cette comparaison avec les animaux laissera dans des esprits simplistes une empreinte bien autrement profonde que les grands mots scientifiques.

Mais si, par leurs efforts, les médecins militaires sont parvenus à obtenir des résultats indéniables dont on ne saurait trop leur être reconnaissant, on ne peut s'empêcher de constater pourtant combien il leur faut parfois de patience persévérante pour arriver à provoquer chez nos soldats ces réflexes de propreté dont parle M. le médecin-major Legrand. S'il faut en croire le Dr Matignon, la tâche du médecin militaire japonais serait beaucoup plus aisée, car pour notre confrère, qui a beaucoup voyagé et beaucoup vu, il n'y a qu'un peuple propre, réellement propre, c'est le peuple japonais. Ce besoin de propreté, écrit-il dans un livre fort intéressant, *L'Orient lointain*, est inné chez les Japonais, et les circonstances les plus graves, les plus périlleuses ne font pas oublier aux sujets du Mikado qu'ils doivent être propres.

Lors des affaires de Chine, en 1900, de sanglants combats furent livrés autour de Tien-tsin, combats dans lesquels les Japonais eurent à supporter le principal effort des troupes chinoises. Et tous les jours, quand les petits soldats allaient au feu, leurs habits blancs étaient immaculés. Cette propreté vraiment extraordinaire fut une des principales causes d'admiration des officiers étrangers pour la vaillante armée japonaise.

L'impression qu'on éprouve, dit Matignon, en pénétrant dans un de ces petits villages de pêcheurs cachés au fond des criques de la côte japonaise ou dans les petites villes situées à l'intérieur des terres, est une impression de propreté parfaite. Les petites maisons de bois ouvrant sur la rue par de larges baies laissent voir partout la blancheur immaculée du papier recouvrant les cloisons mobiles qui séparent les chambres. Les tatamis (nattes) moelleux qui cachent les parquets sont vierges de toutes traces de boue ou même de poussière, les habitants circulant dessus pieds nus ou simplement chaussés de bas de toile blanche, et laissant à la porte les socques de bois qui leur servent de chaussures.

Sous le rapport de la propreté, la maison japonaise rendrait des points à la maison hollandaise, pourtant si bien tenue. On prétend que les femmes des Pays-Bas « lavent leurs escaliers avec leurs brosses à dents », ce qui veut dire que cette minutie de lavage et de balayage de l'immeuble n'est pas en corrélation avec les soins de propreté individuelle. Au Japon, tout va de pair, et l'on peut presque établir que chaque sujet du Mikado prend son bain quotidien. Il faut dire aussi que, au point de vue de l'eau, le Japon est admirablement pourvu par la nature. Les sources de toutes sortes y abondent : claires, sulfureuses, chaudes, froides.

Chaque maison, à moins qu'elle ne soit trop pauvre, a sa baignoire. Cette baignoire est fort simple ; c'est une cuve en bois de 250 à 300 litres de capacité, ayant un mètre environ de hauteur. Le chauffage de l'eau est obtenu au moyen d'un récipient de tôle communiquant librement avec l'extérieur par un orifice pratiqué à la partie inférieure de la paroi de la cuve et dans lequel on brûle du bois. Celui-ci ayant très peu de valeur au Japon, le chauffage de l'eau occasionne une dépense minime. D'ailleurs, le même bain sert à plusieurs personnes, le père, la mère, les enfants passant successivement dans la baignoire. La température des bains est toujours fort élevée : 40 degrés et au-dessus sont tout au plus là-bas des températures de bains tièdes. Le Japonais qui n'a pas le temps ou les moyens de prendre son bain à domicile se rend à la piscine. Bien avant Rouen et Bordeaux, les villes du Japon avaient organisé le système des bains très bon marché et mixtes. Hommes, femmes, enfants, absolument nus, prennent leurs ébats dans le même réservoir, car les Japonais ne professent pas, en matière de nudité, les mêmes idées que les Occidentaux.

Cette propreté native nous permet de comprendre que les soldats soient facilement accessibles aux principes d'hygiène qui leur sont inculqués à la caserne. Ces principes, ils les observent d'autant plus volontiers qu'ils sont très disciplinés et qu'ils voient dans leur chef, non le supérieur, mais une sorte de père de famille à qui sont dus naturellement obéissance et respect. Or, ces chefs prêchent d'exemple en matière d'hygiène, et le troupier les imite.

Pendant la guerre de Mandchourie, chaque soldat portait dans son sac un petit manuel d'hygiène dont la traduction nous est donnée par le Dr Matignon, dans son livre très documenté, et d'autant plus intéressant qu'il rapporte des choses vues et vécues, « Les Enseignements médicaux de la guerre russo-japonaise ». Si réduit que soit ce petit manuel, je ne puis, dans le court espace de temps qui m'est accordé, vous exposer toutes les matières qu'il renferme. Je me contenterai de vous en signaler les points les plus importants, et ce court résumé suffira à vous montrer le sens pratique qui a présidé à sa rédaction.

Son début est tout un programme ; il est ainsi conçu : « Les commandants des régiments sont responsables de la santé de leurs hommes ; mais chaque soldat doit veiller lui-même à sa propre santé.

« L'hygiène du soldat comprend ce qu'il doit faire pour lui, ce qu'il doit faire pour son voisin. »

Ces instructions sont des instructions d'hygiène individuelle et non d'hygiène publique. Le soldat doit les lire et se les rappeler ; même dans la lutte la plus opiniâtre, il ne doit rien négliger pour conserver sa santé.

Le premier chapitre traite des soins corporels et précise à ce sujet les indications suivantes : « De simples bobos, tels que les furoncles ou maux de dents, diminuent la capacité combative d'une armée. Ils résultent souvent de l'insouciance du soldat qui ne s'est pas tenu propre, même sur le champ de bataille. Comme les bains chauds ne peuvent pas toujours se prendre en temps de guerre, le soldat doit se tenir le corps propre en le frottant avec une serviette humide, surtout au niveau des aisselles, des aines et des parties génitales. »

La bouche doit être lavée tous les matins, et les dents nettoyées avec une brosse et de la poudre pour prévenir leur carie.

Le Japonais a autant de soins de ses dents que de sa peau. Tous les hommes ont leur brosse et de la poudre dentifrice. Ces deux derniers articles figuraient parmi ceux que les sociétés patriotiques envoyaient en quantité sur le front pour être distribués de temps à autre.

Le lavage des dents et de la bouche est un vrai besoin chez le Japonais. Dans les gares, se trouvent de grands réservoirs d'eau chaude où les voyageurs des trains de nuit vont puiser le matin pour leur toilette, et ils commencent par se brosser les dents. Des réservoirs identiques avaient été organisés dans certaines gares du Transmandchourien, et, le matin, les hommes s'y précipitaient dès l'arrêt du train.

Mais c'est surtout à propos de la malpropreté des mains que le manuel d'hygiène donne au troupier japonais les explications les plus étendues, et voici ce qu'il dit : « Les mains se salissent facilement et les germes des maladies peuvent être inoculés par les mains sales au travers des petites écorchures de la peau. Les doigts sales peuvent également infecter les aliments; aussi est-il nécessaire de se laver souvent les mains à l'eau et au savon. La saleté accumulée sous les ongles contient souvent des germes de maladies. Les ongles doivent être tenus courts, pas trop courts cependant, car l'inflammation pourrait se produire sous l'ongle. »

Au point de vue de la propreté des vêtements, les instructions du manuel ne sont pas moins précises, ainsi qu'on en peut juger par ces mots : « Les chemises, les caleçons et chaussettes doivent être lavés à fond. Ce n'est pas tout que de se laver le corps; les sous-vêtements ramassent la saleté du corps : porter des sous-vêtements propres contribue à la propreté du corps. »

Au chapitre nourriture et boisson, nous trouvons encore d'excellents préceptes ainsi formulés : « La nourriture est la source de la force corporelle. En guerre, le corps a particulièrement besoin de force; donc il faut manger davantage. Cette augmentation de nourriture produit les résultats suivants : le soldat marche mieux, supporte mieux le froid, résiste mieux à la maladie. D'autre part, il faut éviter les excès de nourriture et de boisson.

« Quand on est fatigué ou quand on a chaud après un exercice, mieux vaut attendre un peu avant de manger.

« Les fruits mûrs sont bons pour calmer la soif, mais il faut toujours les peler. Les fruits verts peuvent donner la diarrhée, surtout à l'époque où règnent la dysenterie et le choléra.

« Les aliments qui n'ont pas été cuits et l'eau non bouillie contiennent fréquemment des germes de maladie, aussi ne faut-il pas en user. Les soldats qui avaient coutume de boire de l'eau non bouillie provenant de sources, de réservoirs ou de puits, doivent prendre l'habitude de faire bouillir l'eau avant de la boire. L'eau des vieux puits, des mares ne doit pas être consommée. même bouillie, à moins de circonstances exceptionnelles.

« L'alcool à petites doses est bon pour réparer la fatigue, mais il faut en éviter l'excès. » Cette dernière recommandation, qui serait d'une importance primordiale dans un pays aussi alcoolisé que le nôtre, était peut-être un peu superflue ici, car le soldat japonais en campagne ne boit que du thé et de l'eau. Le « saké », le vin japonais, obtenu par fermentation du riz, et l'alcool ne sont que des boissons exceptionnelles. D'après Matignon, en Mandchourie, 5 p. 100 des hommes ne buvaient pas de saké et l'échangeaient avec des camarades contre du tabac ou des sucreries.

Les prescriptions relatives aux marches ne sont pas moins judicieuses. C'est ainsi qu'on recommande, la veille d'une marche, de nettoyer le corps avec un linge humide, de manger et boire avec modération et de dormir le plus possible, le manque de sommeil exposant aux coups de chaleur et aux congélations. Avant le départ, garnir le bidon d'eau bouillie ou de thé. Et on ajoute : « Il n'est pas bon de boire chaque fois qu'on a soif. Plus on boit, plus on a soif. Si une trop grande quantité d'eau est absorbée quand le corps est surchauffé, il peut en résulter de mauvais effets et la mort même peut survenir. Au lieu de boire d'un seul trait, il faut s'humecter d'abord les lèvres et la bouche, et boire à petites gorgées.

« S'éponger la figure, le cou, les mains, les pieds avec un linge trempé dans l'eau chaude et exprimé : c'est un bon moyen pour délasser après une marche. »

Le chapitre concernant les maladies infectieuses et vénériennes et leur prophylaxie constitue un modèle du genre. C'est une merveille de netteté et de concision, et cependant rien n'y est oublié. Ce chapitre du manuel est à citer dans son entier.

« Les maladies infectieuses, y est-il dit, ont leur origine en dehors du corps; aussi beaucoup pourront facilement être évitées si des mesures convenables sont prises. Les germes de ces maladies sont des êtres vivants trop petits pour être vus à l'œil nu. Quand ils pénètrent dans le corps, ils s'y développent rapidement et causent de graves maladies. L'histoire de toutes les guerres apprend que le nombre des soldats qui ont succombé par maladies est supérieur à celui des tués par le feu. Aussi les officiers prennent-ils des mesures spéciales pour prévenir les maladies, et les soldats doivent les aider dans leur tâche par une scrupuleuse observation des instructions. » Ne voilà-t-il pas admirablement résumée, clairement, simplement, toute l'étiologie des maladies infectieuses, en même temps qu'est bien mise en vedette l'importance de leur prophylaxie, et tout cela exprimé dans les termes usuels de la conversation courante.

Ensuite sont passées en revue les différentes maladies

infectieuses, le plus souvent observées dans les armées en campagne : fièvre typhoïde, dysenterie, choléra, variole, peste, malaria, avec leurs modes de transmission et les moyens de s'en préserver, et voici en quels termes : « Tant en paix qu'en guerre, la fièvre typhoïde est la maladie qui atteint le plus les troupes. Le germe pénètre dans le corps avec la boisson et la nourriture ; donc, la première chose à faire est de ne boire que de l'eau bouillie et de ne manger que des aliments cuits. Les germes se trouvent aussi dans les habits, les effets de couchage et la saleté des mains et des doigts. Aussi les sous-vêtements doivent-ils être propres, les effets brossés et les mains lavées avant chaque repas, si possible.

« Les germes de la dysenterie et du choléra pénètrent dans l'organisme de la même façon que ceux de la typhoïde. Donc prendre les mêmes précautions. Les fruits verts peuvent causer la dysenterie et ne doivent pas être mangés en temps d'épidémie.

« Il y a encore beaucoup de variole en Chine et en Corée. Les maisons contaminées ne doivent pas être habitées, même par les soldats vaccinés avec succès.

« Le germe de la peste pénètre par les petites éraillures de la surface de la peau ; donc, quand la maladie règne, ne pas négliger les petites écorchures et les montrer au médecin. Il est dangereux alors de marcher pieds nus et il faut aussi porter des gants. Les rats et les mouches transportent les germes ; donc, protéger les aliments contre eux.

« La malaria est transmise à l'homme par le moustique, donc il faut se servir de moustiquaire dans les pays à fièvre.

« Les maladies vénériennes sont la syphilis, la blennorrhagie et le chancre mou. Les prostituées en Chine et en

Corée sont en grande partie infectées, donc évitez-les ;
ainsi le monde ne connaîtra pas votre honte et vos enfants n'en souffriront pas. »

La prophylaxie des maladies vénériennes a été facile,
car l'armée japonaise a fait une guerre qui a duré dix-
huit mois *sans une femme*. C'est un fait peut-être unique
dans l'histoire, les troupes en campagne traînant en
général à leur suite tout un cortège de prostituées offi-
cielles, officieuses ou déguisées sous des noms variables
marquant une profession qui n'a que de très lointains
rapports avec leur métier véritable. L'armée anglaise
dans l'Afrique du Sud et l'armée russe en Mandchourie
nous en ont encore offert deux exemples très caractéris-
tiques. Le Japonais n'aurait pas un besoin de la femme
aussi développé que l'Européen. Des médecins japonais
avec lesquels le D\u02b3 Matignon discutait **de** cette question
lui ont dit que le régime quasi végétarien en était pour
eux la principale cause, et qu'il avait été remarqué que
les Japonais qui avaient habité l'Europe et pris l'habitude de manger de la viande avaient le sens génésique
beaucoup plus développé que les autres.

La pathologie oculaire n'était pas oubliée non plus dans
le manuel d'hygiène, qui disait : « Il y a plusieurs maladies infectieuses des yeux ; la plus dangereuse est
l'ophtalmie d'Egypte. Les hommes en sont atteints
quand ils se servent de la même cuvette, de la même
serviette. Cette manière de faire ne doit pas être employée
quand cette maladie règne. Quand on ne peut avoir
plusieurs cuvettes, bien la rincer avant de s'en servir.

« Celui qui touchera ses yeux de ses doigts couverts
de l'écoulement blennorrhagique perdra probablement la
vue. »

J'en ai fini, Messieurs, avec le résumé du manuel

individuel d'hygiène du troupier japonais. Je voulais
vous le faire aussi court que possible et je m'aperçois
que j'ai dû vous paraître un peu long ; mais je tenais à
bien faire ressortir à vos yeux l'esprit méticuleux et pratique qui a présidé à la rédaction de ce petit manuel. On
aurait beau chercher, on n'y trouverait pas une phrase
superflue; en vain aussi y chercherait-on une omission.
Rien n'est oublié, chaque mot y est bien à sa place, tout
est clair, net, précis et bien fait pour frapper l'esprit
d'un homme, même d'une culture intellectuelle un peu
fruste, et être compris de lui. A une époque où le « ca-
pital-homme » prend de plus en plus de valeur, il est
vraiment regrettable que rien de semblable n'existe
encore actuellement chez nous.

Grâce à ces excellentes prescriptions d'hygiène générale, qui furent du reste scrupuleusement observées du
haut en bas de la hiérarchie militaire, la morbidité de
l'armée japonaise pendant la campagne de Mandchourie
fut réduite au minimum.

En Mandchourie, la variole court les rues des villes et
des villages. On y rencontre sans cesse des malades, la
figure couverte de pustules en voie de dessiccation, qui
propagent leur mal de porte en porte. Or, aucun soldat
de l'armée nipponne ne fut atteint de variole, parce que
tous les hommes avaient été vaccinés au départ du
Japon. Ceux qui l'avaient été sans succès étaient revaccinés à leur arrivée en Mandchourie. Pour cela, l'Institut
vaccinogène de Tokio a, durant la campagne, fourni plus
de 350,000 tubes de vaccin. C'était là une excellente
mesure dont la négligence nous a coûté bien cher en
1870. En effet, tandis que l'armée allemande, où tous
les soldats avaient été vaccinés ou revaccinés, ne perdait
en tout que 314 hommes de variole, l'armée française

fournissait 23,469 victimes à cette maladie ; presque un corps d'armée.

La fièvre typhoïde et la dysenterie ont été très rares, et cela s'explique par la nature de la boisson habituelle des Japonais, le thé. Quoiqu'ils aient utilisé des filtres de campagne de différents modèles, ils consommaient surtout, comme je vous l'ai dit, du thé et de l'eau bouillie. L'exemple leur était donné d'ailleurs par les officiers. Pendant les marches, je les ai vus souvent, écrit le Dr Matignon, au cours des haltes, garnir d'eau à un puits leur petit bidon d'aluminium, rassembler quelques branches, un peu de bois, allumer du feu et placer dessus le bidon qui bouillait en quelques minutes. L'exemple partant de haut était naturellement suivi par le soldat discipliné, respectueux de ses chefs et intelligent.

Pour éviter la dissémination de la dysenterie, les médecins japonais ont usé d'un stratagème extrêmement ingénieux. Deux bactériologistes japonais, MM. Tutsuki et Okada, avaient remarqué au cours de leurs expériences de laboratoire que la créosote est très peu favorable au développement du bacille de Shiga. Aussi chaque soldat était-il porteur d'une petite boîte en fer-blanc, contenant une quinzaine de pilules de créosote. Il était recommandé aux hommes d'en prendre une au moment de chaque repas ; mais comme on craignait que ces recommandations médicales ne fussent peut-être pas strictement observées, on avait recours à un artifice exploitant à la fois le chauvinisme et la superstition du troupier. Sur chaque boîte étaient estampés en caractères japonais ces mots : « Prenez trois de ces pilules par jour, c'est nécessaire pour vaincre les Russes » ; et les soldats les prenaient bien.

L'armée japonaise qui, dans sa campagne de 1895 en

Chine, avait beaucoup souffert du choléra, n'en a pas été atteinte dans les deux étés de 1904 et de 1905.

Il existe en Mandchourie des foyers de peste bubonique. Le port de Nioutchouang, à l'embouchure du Liao, en est un centre endémique ; de là partaient de grands convois par jonques qui ravitaillaient la troisième armée. Aucun cas de cette affection n'aurait été observé à l'armée de Mandchourie.

Les soldats japonais avaient tous été dotés d'une moustiquaire individuelle pour la tête. Cette moustiquaire était construite sur le principe du chapeau-gibus. Elle ne pesait guère plus de 50 grammes et se repliait sur elle-même, ce qui permettait de la loger facilement sous le volet du sac. Un ressort, en se détendant, lui donnait sa forme. Il y avait beaucoup de moustiques en Mandchourie, surtout dans la région du Sud, mais ils n'étaient pas infectés d'hématozoaires. Leur infection était cependant possible, car parmi les réservistes japonais il se trouvait des hommes qui avaient contracté la malaria à Formose et qui, sur le front, eurent des accès intermittents. Grâce au port obligatoire de la moustiquaire, ce furent là les seules manifestations du paludisme.

Une seule maladie a été fréquente, c'est le béribéri. C'est elle qui, dans la catégorie des maladies infectieuses et contagieuses, a fourni proportionnellement le plus de malades. Il n'y a à cela rien de bien étonnant, car le béribéri, en japonais le « kaké », est la maladie nationale du Japon. Le béribéri se révèle sous deux formes principales : le béribéri sec ou paralytique, caractérisé par un abattement général, des lassitudes spontanées, l'engourdissement, puis la paralysie des membres ; et la forme humide ou hydropique, caractérisée par un œdème généralisé à tout le corps et des épanchements de liquide dans les plèvres, dans le péricarde et dans le péritoine. La cause intime du béribéri nous échappe encore et on est dans le domaine de l'hypothèse relativement à sa pathogénie. La théorie la plus généralement admise considère le béribéri comme le résultat d'une alimentation dans laquelle le riz, et surtout le riz de mauvaise qualité ou avarié, joue le principal rôle.

En outre, les médecins japonais eurent le grand sens pratique de faire une évacuation rapide, à outrance pourrait-on dire, de leurs malades et blessés loin du théâtre des hostilités. Ils ne conservaient dans leurs formations sanitaires de l'avant que leurs malades et blessés absolument intransportables.

Les idées religieuses des Japonais ont, en matière d'hygiène du champ de bataille, rendu de grands services à l'armée pendant la campagne de Mandchourie. Le Japonais est spiritualiste, il croit à la survivance de l'âme et se fait crémer. Aussi, durant toute la guerre, l'incinération des corps a été la règle tant pour les soldats tombés sur le champ de bataille que pour ceux qui succombèrent dans les ambulances et les hôpitaux. Les corps japonais seuls étaient brûlés. Par respect pour la religion orthodoxe qui s'oppose à la crémation, les Nippons enterraient les cadavres des Russes. D'une façon générale, ces cadavres étaient enterrés trop superficiellement, mais les Japonais trouvèrent dans les chiens qui abondent en Mandchourie des auxiliaires inattendus. En effet, des milliers de chiens, ordinairement mal nourris par leurs maîtres, avaient afflué de tous les coins de la Mandchourie. Les inhumations superficielles leur permirent de déterrer facilement les corps et de les dévorer avant leur décomposition complète. Ils contribuèrent ainsi à l'assainissement du champ de bataille ; mais quand ils ne trouvèrent p··s de cadavres, ils devinrent, poussés par la faim et mis en goût par la chair humaine, de véritables bêtes fauves qui s'attaquèrent aux vivants. Des sentinelles furent de nuit attaquées par eux, et Matignon raconte qu'un officier anglais et lui furent également attaqués aux portes de Moukden. L'officier anglais, qui était à pied, dut son salut à un arbre dans lequel il monta, et le Dr Matignon à la vitesse de son cheval.

Bien que, pendant cette campagne de dix-huit mois en Mandchourie, aucune épidémie n'ait sévi sur les troupes japonaises, les 800,000 hommes qui furent rapatriés, considérés comme pouvant transporter sur eux ou dans les replis de leurs vêtements des germes pathogènes, furent soigneusement désinfectés. Pour cela, dans les points de débarquement des troupes, furent organisés ou aménagés, s'ils existaient déjà, des établissements quarantenaires. Ces établissements étaient toujours installés au bord de la mer, et leurs emplacements avaient été très judicieusement choisis pour éviter les causes de contamination. Ils étaient loin des villes, sur un îlot ou une presqu'île, et de la sorte la surveillance en était facile et l'isolement parfaitement assuré.

A l'intérieur, tout un système de couloirs assurait une double canalisation d'hommes et d'effets, grâce à laquelle aucun contact ne pouvait s'établir entre les désinfectés et ceux qui se rendaient à la désinfection. La désinfection des hommes représente la plus extraordinaire baignade militaire des temps modernes. Elle se faisait par des bains de piscine dans de l'eau de mer très chaude à 50°, et pour ces soldats japonais, accoutumés depuis l'enfance à l'usage journalier des bains, c'était une vraie jouissance que de retrouver cette piscine nationale dont ils avaient été privés pendant la campagne. A côté des piscines se trouvaient des baquets contenant de l'eau douce chaude, où les hommes allaient, après le bain, faire de nouvelles ablutions et se savonner.

Nul ne pouvait débarquer au Japon, en rentrant de Mandchourie, sans passer par le lazaret de désinfection. Le maréchal comme le dernier de ses trainglots, les officiers étrangers comme les journalistes, durent se soumettre à cette formalité. Les chefs donnaient l'exemple à leurs hommes, pour lesquels d'ailleurs on avait su rendre la corvée agréable, comme je vous le dirai dans un instant.

La désinfection des habits et des effets d'équipement se faisait suivant la nature de ceux-ci, soit dans des étuves par la vapeur sous pression, soit par la vapeur fluente formalinée dans des chambres spéciales étanches, soit par simple pulvérisation d'eau formalinée. Cette désinfection durait en moyenne une heure et dix minutes. La durée du bain des hommes et de leurs ablutions était en moyenne de quinze à vingt minutes. Aussi, pour les faire patienter, les lazarets étaient-ils pourvus de spacieuses salles d'attente. Au sortir de la piscine, on remettait à chaque homme un kimono de toile qu'il endossait pour se rendre à la salle d'attente. En entrant dans cette dernière, décorée de fleurs, de plantes vertes et d'arbres nains, chaque soldat recevait une cigarette et un gâteau qu'il mangeait en prenant son thé.

Les lazarets, en travaillant jour et nuit, ont pu, en cas de nécessité, désinfecter 3,000 hommes en vingt-quatre heures. Toutes les opérations se passaient dans le plus grand calme, sans à-coups, sans reflux humain, et, nous dit Matignon, l'écoulement se faisait avec une régularité de manœuvre sur le terrain. Ces mesures de prophylaxie étaient peut-être un peu exagérées, étant donné qu'il n'y avait pas eu d'épidémies en Mandchourie ; mais tout ayant été organisé à l'avance, les Japonais ont voulu voir quel eût été le résultat en cas de nécessité. Ce sont, comme on l'a dit, de vraies manœuvres d'hygiène qu'ils ont faites.

En résumé, la guerre russo-japonaise a été le triomphe de l'hygiène. Au début des hostilités, un médecin japonais disait : « Nous nous proposons d'éliminer la maladie comme facteur de mort dans notre armée. Les morts ne doivent survenir que sur le champ de bataille. Nous sommes moins nombreux que les Russes, qui peuvent mettre sous les armes 2 millions d'hommes, nous 500,000 hommes. On compte dans les guerres un tué pour quatre morts de maladies. Nous n'aurons pas de ces derniers, les Russes beaucoup ; les chances alors seront égales. » Cette boutade signifiait l'importance que les Japonais attribuent à l'hygiène militaire ; et ils avaient raison, car ils sont arrivés au résultat qu'ils voulaient. Dans cette guerre, en effet, on a compté seulement un mort de maladie pour quatre tués ou morts de blessures. On peut donc dire que le corps de santé japonais a bien rempli sa tâche ; il faut reconnaître toutefois que cette tâche lui a été grandement facilitée par des circonstances qui ne se rencontreront pas toujours.

D'abord, contrairement à ce qui a été dit et écrit par des voyageurs un peu trop superficiels, la Mandchourie est une région remarquablement saine. Le printemps, très court, commence au milieu d'avril, et dès le 15 mai il fait déjà chaud. L'été y est très chaud, mais les hautes températures ne sont pas de longue durée ; cette saison n'est pénible qu'en juillet et dans la première moitié d'août, c'est l'époque des pluies. L'automne est très bref; au commencement de novembre, les froids arrivent, et dès le 20 les rivières gèlent. L'hiver est rigoureux, mais idéal à cause de son froid sec et de son beau soleil. C'est pourquoi, quoique ayant été obligés d'habiter parfois des cantonnements souterrains, les hommes n'eurent pas à en souffrir, car ils pouvaient, malgré le froid, passer presque toute la journée dehors.

De plus, l'armée japonaise avançait très lentement et les marches forcées étaient inconnues d'elle. Cette guerre, en effet, n'a pas été une guerre de mouvements; quand on marchait, on ne se battait pas, et quand on se battait, on ne marchait pas. Après la victoire, il n'y avait pas de poursuite, presque aussi fatigante pour le vainqueur que pour le vaincu. La seule marche importante de toute la campagne a été celle de l'armée du général Noghi pour déborder Moukden, après qu'elle eût pris Port-Arthur. Dans cette marche, les troupes couvrirent 120 kilomètres en quatre jours.

En outre, l'armée fut toujours bien ravitaillée et très bien nourrie. Il est cependant probable que si l'armée japonaise avait été soumise au régime des marches et des fatigues, la santé générale s'en serait ressentie malgré l'excellente organisation des services de santé et de l'intendance.

Ces réserves faites, on ne peut qu'admirer nos confrères militaires japonais, qui ont su faire de l'hygiène un facteur important de victoire et ont contribué ainsi, pour leur part, à la gloire et à la grandeur de leur patrie.